DES EAVX DE MEYNES.

Par le Sieur LVCANTE, Medecin du Roy.

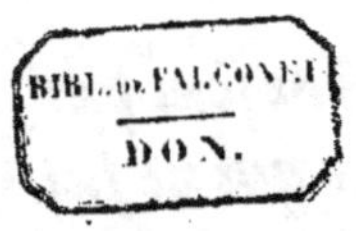

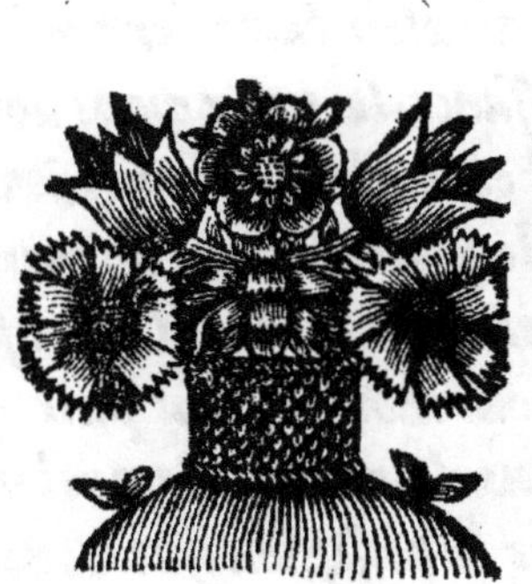

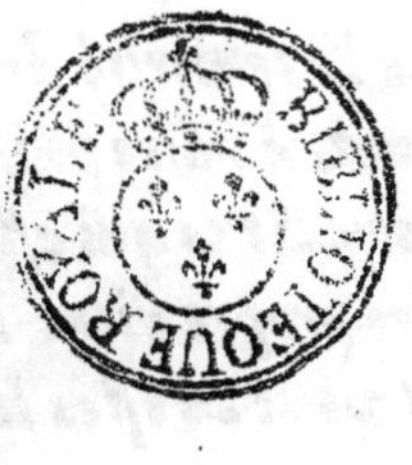

A AVIGNON,
Par GEORGE BRAMEREAV, Imprimeur de S. Sainteté, de la Ville & Vniversité.

Avec permission des Superieurs.
M. DC. LXXIV.

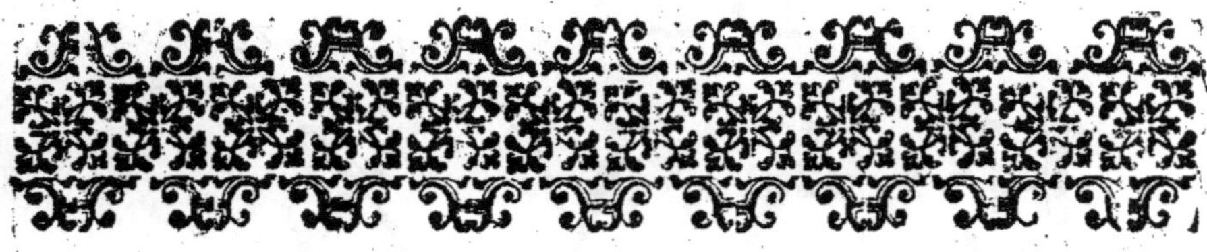

A

MESSIEVRS

LES CONSVLS DE MEYNES.

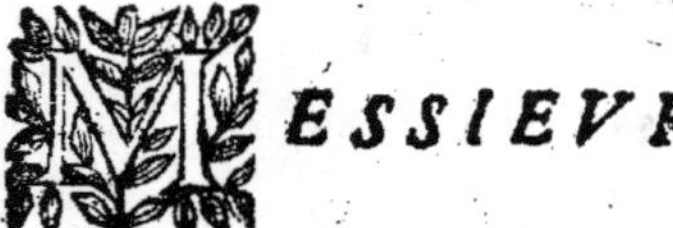

ESSIEVRS

Il y a de la temerité de vouloir faire des presens qui ne sont pas proportionnez à nôtre puissance. Ie veux vous donner ce qui ne fût iamais à moy: Et ce qui est encor de plus inoüy, ie veux faire le liberal de vostre propre bien. Ie pretens vous donner des Eaux miraculeuses, & vous en estes les Maistres & Dispensateurs legitimes. Comme quoy recevres-vous mon present puis qu'il est à vous? Quel iugement fairez-vous de moy? Et quel moyen d'accorder l'offre que ie vous fais avec la possession que vous avez depuis des Siecles entiers de ce qui vous est offert. Il faut toutefois que ie vous donne la Copie de l'Original que vous possedez, & i'espere que vôtre bonté avoüera qu'elle m'est redevable d'avoir crayonné cette fontaine, qui fait plus de bruit dans son petit murmure, qu'une Mer agitée dans son plus grand courroux. Un Peintre se rend favorable un Amant par le seul offre du pourtrait de la Beauté qui fait ses peines, & ses plus douces pensées. Accordez-moy, MESSIEVRS, *la même grace, & ie depeindray si bien les merveilles de vos Eaux que toute la Medecine sera contrainte de s'humilier dans ses plus fortes Elevations, & de ceder dans les plus glorieuses de ses entreprises. Pour moy ie tiens qu'elles ont quelque chose de divin, & que si elles sont de veritables productions de la Nature : Le Souverain Maistre de toutes choses les a regardées d'un œil particulier, & comme ses regards sont tousiours favorables, il en a fait le remede de nos douleurs, & la soulagement de nos inquietudes. Cette Fontaine qui appaisa la soif & le murmure de ce Peuple fugitif ne fit que des malheureux Ingrats, & la vostre ne fait que des fortunez Reconnoissans. Car tous ceux qui en ont ressenty les effects, benissent la main qui la fit naître, & qui nous donna vn si grand ennemy de nos maux. Conservez-bien,* MESSIEVRS, *ce Thresor incomparable, croyez vous bien riches dans les plus grandes miseres du temps & quelque mal qui vous presse, n'ayez aucun soin que celuy de l'Ame puis que vous avez le veritable remede du Corps. Tenez le bien cher & bien precieux tandis que ie le publieray, & encor bien que ma voix s'épuise à faire éclater ses merveilles, i'en auray tousiours assez pour me dire.*

MESSIEVRS,

Vostre tres-humble
& tres-obeyssant Serviteur
LVCANTE.

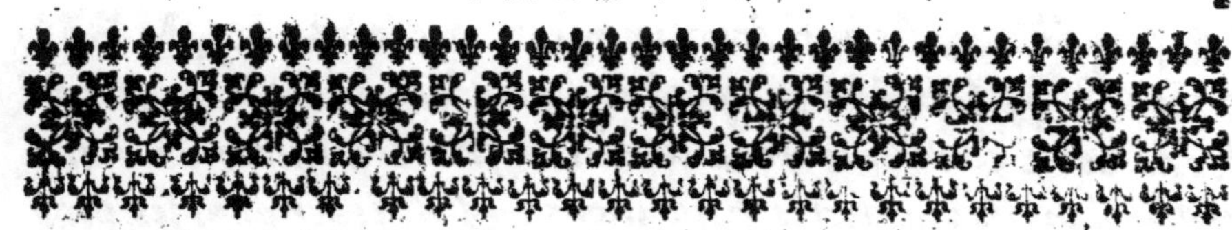

DES EAVX DE MEYNES.

CHAPITRE I.

DE L'EAV.

IL est rapporté dans la Genese *Chap. 1.* qu'au commencement Dieu crea le Ciel & la Terre, d'où il faut tirer cette consequence infallible que l'Eau fut de la partie, puis que sans parler d'aucune autre Creation, il est dit immediatement que la Terre estoit vuide, & de nulle consequence, & que l'Esprit du Seigneur estoit porté sur les Eaux. Ce qui fait voir que cét Esprit en estoit le Conservateur, & que par son souffle il les preparoit à la naissance des choses, d'où vient que sans leur secours la Terre seroit improductive, & tous ses germes s'éteindroient & secheroient en elle-méme, si l'Eau par son humidité ne les faisoit bouffir, & ne donnoit lieu à la chaleur de les pousser & de les faire paroître.

De maniere que ce sentiment est le plus probable, que l'Eau est la source, & le fondement des productions, l'Origine des Estres successifs, & la matiere principale des substances corporelles. Mais comme son étendue est la plus grande, sa puissance aussi est la mieux assortie.

Voyez qu'elle paroit au premier moment de la Creation, & que Dieu la separe du firmament pour en faire des reservoirs sur les Cieux aussi bien que sur la Terre, afin de s'en servir dans les marques de son indignation, & de ses complaisances.

Lors que l'abomination eût soüillé la Terre il ouvrit ces digues suspenduës pour la nettoyer de son crime, & la rendre aussi pure qu'elle estoit auparavant : Et lors qu'il veut la caresser, il en fait distiller les rosées & les humiditez qui la recréent, & luy servent de fard & d'embelissement.

L'homme méme ce Souverain de l'Vnivers, pour qui toutes choses ont esté faites, tire de l'Eau ses plaisirs & ses rafraichissemens, & trouve dans cét Element la veritable guerison de l'Ame & du Corps parmy les maux qui le pressent, & le mettent au hazard de perdre tous les deux sans le secours de ce fidele soûtien, le plus parfait amy de sa nature Car dans le ventre de sa Mere il y nage comme dads vn Bain de laict ; & dez qu'il commence de voir le jour, c'est par ce canal liquide que Dieu fait découler ses graces pour le laver de la tache du premier Pere, & le rendre vn digne Enfant de son amour, & de ses tendresses.

Que si ses ennemis le pressent il ouvre les Mers pour faciliter son passage, & pour ensevelir tous ses dangereux Poursuivans. Et lors que la Nature accablée par la rigueur des maux les reduit au dernier de ses soûpirs, il chasse ses ennemys invisibles par des aspertions saintes & divines, & les contraint à prendre la fuite, eux qui croyoient tenir bon dans vne place qu'ils estimoient aussi-tost prise qu'assiegée.

Dans vne soif pressente de l'Ame, ce Dieu tout bon confond l'Eau avec son Sang, & en compose ce salutaire brevage qui dans l'extremité de nostre vie nous a si fort éloignez de la Mort. Mais quoy que l'éloignement de cette cruelle nous ait donné le temps de respirer, & de nous reconnoître, comme nostre nature n'a pû s'exempter des maux & des douleurs, cette souveraine Sagesse nous a laissé les moyens de les combattre, & de leur faire changer de dessein quelque resistance qu'on rencontre, & quelque opposition que ces Contestans de nos jours fassent pour nous oster la vie.

Et veritablement encor que la Terre nous offre ses simples & tout le reste de ses productions cachées, leurs vertus specifiques sont foibles a comparaison de l'Eau qui est le dernier, & le plus souverain remede que le Medecin employe pour les guerisons le moins attenduës qui retenans de la nature des Miracles, le rendent leur Administrateur, & le Panegyriste de tant de merveilles.

CHAPITRE II.

Des Eaux Minerales.

LES vertus empreintes ou pour mieux dire les qualitez essentieles sont des sujets dignes d'admiration, & des marques visibles de l'intention d'vn Dieu qui n'a rien fait d'inutile: Mais qui a donné aux choses inanimées vn desir d'agir & de paroître, mémement à celles qui sont sans mouvement si l'on ne les pousse à mettre au jour les qualitez dont elles sont enceintes qui nous sont bien souvent contraires ou favorables, & de qui nous tirons du soulagement ou du domage.

Conſiderons ie vous prie ce bel ordre des Cieux, ces Aſtres roullans & fixes, ces brillantes lumieres, & ces Corps enflammez qui font naître les choſes, & les font mourir ; qui les échauffent, & les refroidiſſent, qui les colorent & les effacent, & qui aprés les avoir remplies d'éclat & de beauté, les chargent de l'aideur, & du rebut qu'on a pour elles.

Ces fleurs & ces fruits qui ſortent du ſein de la Terre, qui paroiſſent & ſe cachent vne fois de l'an, n'ont-ils pas des vertus nuiſibles & profitables, & ces Mineraux qui ne reſuſcitent jamais ſi l'on ne les deterre ; ne portent-ils pas en eux-mémes des principes de maladie & de ſanté ? & ne ſont-ce pas des ſujets dignes de nos curioſitez, & de nos pourſuites.

Si eſt-ce que cette Mere commune ſeroit languiſſante & infertille, ſi la ſechereſſe, qui eſt la qualité qui domine chez elle, & qui tient le pied ſur la gorge à toutes les autres n'étoit contrebalancée par l'humidité des Eaux qui ne ſe contentent pas ſeulement d'en arrouſer la ſurface par l'innondation des Fleuves, & l'accroiſſement des Ruiſſeaux : Mais encore qui par des canaux ſoûterrains meſurent, & ſerpentent le plus caché de ſes entrailles, & penetrent ce qu'elle a de plus profond, & de plus concentré.

Il eſt vray que dans ces chemins tortus, elles rencontrent les Mineraux dont elles entraiſnent le plus ſubtil, & en emportent par conſequent les qualitez le mieux faiſantes, & les plus faciles à ſe laiſſer enlever.

Ce ſont ces Mineraux legerement confondus dans les Eaux, qui leur donnent le nom de Minerales, & c'eſt d'elles auſſi que ie pretens parler pour en publier les proprietez, & les avantages. Mais comme la varieté des chemins par où elles

Cependant la plus part de tous ceux, qui en ont écrit, n'a pas jugé de ces surprenantes qualitez que par le goust ou par les effets qu'on a veu sortir de cette boisson : Mais non pas par la distillation, dont il ne leur reste qu'vn sel insipide & grisastre qui ne donne aucune connoissance solide, ny de ce Mineral en particulier, ny de tous les autres qui composent ces Eaux & les alterent.

De maniere que tout l'Artifice consiste à reduire ce sel ou ce Marc en la propre substance du Mineral d'où il est sorty pour en parler avec certitude. Ce que ie fais aisement ainsi que i'ay montré à tous les Curieux qui ont voulu avoir quelque desir de cette rareté que i'étalleray toutes les fois qu'on voudra s'en éclaircir, & qu'on me faira l'honneur de me le dire.

I'avance donc qu'aprés vne exacte distillation de l'Eau de Meynes que ie puisay moy-méme dans sa Source, & que i'apportay chez moy pour n'estre point trompé dans mon entreprise, ie n'ay tiré de ce sel qui me resta au fonds du vaisseau de verre que de petites lamines d'acier, non pas de Vitriol, de Nitre ny d'Alun comme ie fis par trois diverses fois des Eaux de Vals en l'année 1646. Ce qui fait voir que cette Eau de Meynes dans son chemin fousterrain ne passe que par les Mines d'acier les plus pures & les mieux digerées, puis qu'elle ne se charge d'aucun autre corps : ce que son insipidité témoigne assez, & que ses qualitez étallent avec tout l'avantage qu'on pourroit souhaiter, & tout l'heureux succez qu'on en sçauroit pretendre ainsi que nous verrons dans peu.

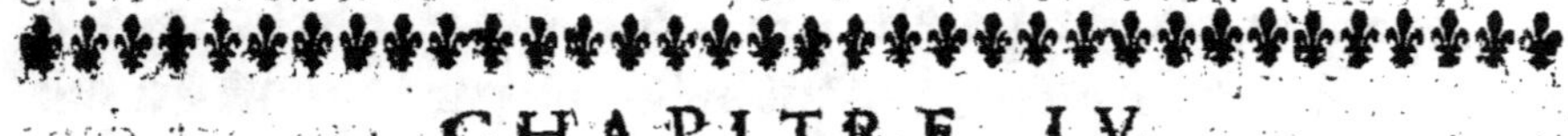

CHAPITRE IV.

De la Situation de cette Fontaine.

ELLE est située dans le Terroir de Meynes au pied d'vne petite Montaigne chargée de divers Arbres dont le touffu forme vn ombrage assez agreable en tout temps. Elle regarde du costé du Levant la plaine qui à deux mille pas de là est terminée d'vne Riviere nommée Guerdon qui lave les Murailles de Montfrin petite Ville, mais aymable, & par sa Situation, & par le nombre des honnestes Gens qui la composent: Comme cette Riviere est presque toûjours gueyable & de facile trajet, à moins que la quantité de pluye la fasse enfler, quoy que sa fureur passe aussi viste qu'vn Torrent dont elle imite la nature: Bien loin qu'elle soit vn obstacle aux Bevours, ils s'y plongent dans les plus grandes chaleurs, & trouvent des Bains aussi satisfaisans que ceux qu'ils pourroient preparer dans leurs Maisons.

C'est dans cette Ville delicieuse & commode que la plus grande partie des Estrangers les plus considerables logent, la beauté & la quantité des Maisons estant des charmes pour tous ceux qui souhaitent le large, quoy qu'ils y viennent vivre à l'etroit.

La Campagne où la Fontaine, & cette Ville sont assises est d'vne belle & vaste etenduë, arrousée par le débordement de cette petite Riviere qui la serpente, & forme quelques Isles les plus fertiles du Monde en toute sorte de Grain, de Fruits, d'Arbres, & de Preries.

A demy lieuë de là, elle se pert dans le Rhône qui est le Fleuve de la plus forte consideration du Royaume, & qui peut disputer cette qualité avec tous ceux qui sont dans l'Europe.

C'est à ce Fleuve que les plus delicats se rendent pour y prendre les Bains, s'y faisans descendre & remonter par Batteau, ou bien se servans de la commodité du Carrosse.

Toutes ces facilitez, & tous ces agréemens de la Riviere, & de la Plaine font naître des plaisirs inesperez : Car bien-souvent elles disputent à qui aura le plus grand nombre de beau Monde, qui prennant la fraischeur de la soirée s'exerce à mille petits jeux pour chercher cette joye qu'il faut avoir par necessité durant la boisson des Eaux.

Ce n'est pas que le Lieu de Meynes qui est du costé de la Fontaine, & dans la méme distance que Montfrin ne soit remply de quantité d'honnestes Gens, qui viennent noyer leurs maux dans cette salutaire Source que ie pourrois nommer vne seconde Piscine où l'on guerit de mille infirmitez. Mais comme les bastimens y sont moindres en nombre & en beauté, c'est ce qui rend la Companie moins nombreuse quoy qu'elle y soit toûjours belle.

De tous ces deux endroits on accourt bon matin à la Fontaine, & ceux qui s'y rendent les premiers ont le plaisir de voir arriver les autres. Les Carrosses, les Caleches, les Litieres, & la quantité du Monde qui remplit les chemins, ou pour mieux dire les allées de ces deux lieux, fournissent vn divertissement merveilleux aux Spectateurs de ces belles approches.

De sorte qu'vn châcun estant au rendevous, on ne pense

qu'à

qu'à boire, ce qu'on fait aisement. Car le Bassin de cette Fontaine est fort propre, l'on voit sourciller l'Eau à gros boüillons de plusieurs endroits : Si bien qu'on n'est pas en peine d'en puiser quelque presse qu'il y ait. La Fontaine estant découverte, le Bassin bas, & de facile accez, rond & vaste, qui se décharge par vn tuyeau d'vne grandeur qui pourroit fournir d'Eau à toute vne Armée alterée.

Sa Situation est encore accompagnée de quantité de choses considerables : Toute sorte de vivre n'y manque pas, iusques aux viandes les plus delicates, & les plus exquises ; Son voisinage est grand & fort proche puis que dans trois heures de chemin on peut aborder la plus éloignée de cinq belles & grandes Villes entre autres Avignon, le delice de la Terre, & la sumptuosité des sumptuositez mémes.

CHAPITRE V.

De la Composition & des qualitez de cette Eau.

LES Beveurs sont icy sans degoust, car cette Eau est parfaitement claire, sans odeur, insipide & legere qui sont des qualitez non degoûtantes, & qui peuvent obliger les plus delicats à boire. I'ay desia assez declaré sa Composition lors que i'ay dit qu'il n'y avoit que l'acier qui fût la cause de ses operations & de ses merveilles : ie veux bien encore le dire, & veritablement ie ne crois pas qu'vn meilleur Chymiste que moy en puisse tirer davantage.

Ses vertus sont innombrables, & quoy qu'elle ne s'attache qu'à l'acier dissoud & incorporé ; ce n'est pas qu'elle ne soit propre qu'à vne Maladie, puis qu'vne ſeule cauſe met au jour differens effets. C'eſt ainſi que le Vitriol échauffe & rafraiſchit, deſeche & humecte, dilatte & retreſſit, excite les douleurs, & les appaiſe; & penetrant les ſinuoſitez briſe ce qui eſt nuiſible au corps ſans toucher à ce qui eſt profitable: le tout au rapport de Dioſcoride Galien, Paul Æginete, Oribaſe & Pline, ſans qu'on puiſſe accuſer ce dernier d'eſtre Menteur, eſtant appuyé de ces illuſtres Veritables.

Ie trouve que l'acier n'eſt pas vn Mineral d'vne moindre force, & que ſi l'on conſulte les Chymiſtes on verra que ſes effets ſont miraculeux, & qu'on s'en ſert avec autant d'avantage pour abatre les maux que pour abatre les teſtes. C'eſt vn deſopilatif ſans pareil qui foüille dans le corps juſques aux parties les plus cachées & le moins veües, de qui l'on tire vn Baume le plus anodin qu'on puiſſe trouver. C'eſt vn rafraichiſſant incomparable quoy qu'il conſerve le feu fortement lors qu'il en eſt empreint, il eſt propre à netoyer les vieux vlceres, & les conſolider à méme temps, & ſa calcination eſt ſi heureuſe que ſi l'on s'en ſert avec methode, on opere des gueriſons inoüyes, & l'on fait renaître des ſantez mortes, & enſevelies depuis long-temps dans les plus creux tombeaux.

Tous ceux qu'vn Foye chaleureux rend languiſſans & deſechez, maigres & defigurez, les Hectiques mémes revivent dans cette Source, & les exemples en ſont ſi frequens, qu'ils ſont changez aujourd'huy en coûtume.

Des Hydropiques à qui Hippocrate deffend toute ſorte de boiſſon, comme il fit à celuy qu'il trouva au Temple de Diane en Epheſe, gueriſſent icy & déchargent leur ventre de [illegible] d'Eaux ſales & corrompuës, le rempliſſant de celle-cy qui est toute pure & toute argentine. Il est vray que cette obscurité demande de lumiere, & cette contrarieté de conciliation. C'est pourquoy ie dis que lors que l'Hydropisie vient de la pure imbecillité du Foye causée par vne defaite, & par vne foiblesse de la chaleur naturelle, cette Eau est dangereuse; Mais quand la secheresse du Foye forme d'obstructions qui sont les veritables causes de son imbecillité, la proprieté de cette Eau qui est d'humecter, ouvrir & rafraichir venant à combattre & destruire cette secheresse, triomphe de l'Hydropisie, & applanit ce ventre bossu & incommode ; D'où vient que la connoissance de cette Maladie est d'vne forte speculation, & que ce n'est pas là que toute sorte d'Hydropique doit courir comme au Sepulchre d'vn Saint, où toute sorte de maux peuvent s'ensevelir & s'eteindre.

Ceux qu'vne humeur taciturne & sombre nourrit, qui cherchent pour entretenir leur humeur noire la solitude, les Antres, & les Rochers affreux, & qui ont en horreur les Eaux doivent s'approcher du moins de celle-cy qui les guerit tout autant qu'elle les humecte, changeant leur froide humeur en des mouvemens sortables à toute la chaleur qu'il faut avoir pour passer doucement la vie.

Ces Coliques bilieuses qui déchirent les entrailles, qui mettent vn patient à la torture, & en font vn monceau, se perdent avec autant de facilité qu'elles sont difficiles à estre gueries par d'autres Medicamens. Car cette Eau qui est vn frein à cette humeur indomptable la ramenne & luy fait perdre cette fougue qui rend les hommes cholerés & impatiens, estant le plus souvent la cause de leurs plus grands maux, & de leur Mort la plus asseurée.

La Pierre & les Sablons qui s'engendrent dans nos Corps, & qui dans leur passage nous reduisent aux douleurs de l'enfantement, ne trouvent pas vn petit allegement dans ces lieux : Car outre que ces Eaux facilitent leur sortie, elles les brisent bien-souvent, & détruisant l'intemperie de leur naissance, elles en empéchent vne nouvelle generation, & par ce moyen délivrent entierement le Malade.

Les Lepreux & les Escrouëlleux ont le souverain Baume de leurs vlceres, & cette sorte de guerison est si veritable que plusieurs en ont fait le Panegirique eux-mémes qu'ils ont signez de la perte de leurs propres maux, bien mieux que par les Caracteres d'vne Plume qui peut effacer aussi-tost que peindre.

Ces intemperies de feu, ces humeurs boüillantes & emportées, ces hommes de poudre & de soulphre repriment aisement leurs brûlantes activitez dans l'vsage de ces Eaux qui changent leur emportement en moderation, leur colere en douceur, & leur folie en sagesse, tant par le rafraichissement qu'elles donnent à leur Corps, que par le cours necessaire qu'elles procurent aux humeurs retenuës, détruisans les obstructions & ouvrans les passages bouchez, où par l'entrechoquement des humeurs & des Esprits, la chaleur du combat excite vn feu qui bien-souvent nous reduit en cendre.

Les visages pâles, & à demy mourans, ces Filles & ce Femmes qui pour avoir trop de sang blanchissent au lieu de rougir, y prennent couleur, & ces Eaux coulans dans leur Corps, reglent & font couler leurs mois, & les procurent à celles qui en sont entierement privées par la violence qu'elles font à ces humeurs cantonnées, donnent vn nouveau teint à ces visages jaunâtres ou couleur de feu qui boutonnent en toute sorte de saison, & fleurissent bien mieux dans l'hyver que dans le Printemps mémes.

Ces Crieurs de misericorde ou pour mieux dire ces Gouteux, lors que leur maladie vient d'vne cause chaude, ne perdent pas leur temps de boire de cette Eau pour en dissiper vne autre, puis qu'il est constant que plusieurs en guerissent, sur tout lors que les serositez échauffées remplissent les jointures, & sont les veritables causes de leurs douleurs, & de leurs inquietudes.

Ces Degoûtez à qui toute sorte de viande fait horreur, reprennent l'appetit en beuvant, & la Voracité qui les saisit fait voir que ces Eaux sont preferables au Nectar & à l'Ambroisie, & que leur prix est inestimable quoy qu'elles ne coûtent rien

Les Migraines, & les maux de teste opiniastres qui ne donnent jamais vn moment de repos, & qui dans la longueur du temps affoiblissent l'Esprit, lors qu'elles prennent naissance d'vn Foye fougueux qui fume toûjours parce qu'il a toûjours du feu, ou qui sortent de quelqu'autre viscere boüillant, s'ensevelissent souvent dans leur berceau, & n'ont rien de plus asseuré que leur destruction & leur ruine qu'ils trouvent dans ce remede qui netoye les parties de leur feu, & efface entierement les atteintes & les indispositions qui les travaillent.

Enfin c'est le propre de l'Eau d'éteindre le feu, mais non pas toute sorte d'Eau toute sorte de feu, ainsi que nous experimentons en celle-cy qui modere aisement nos chaleurs, & tempere nos secheresses, ce que les autres ne font pas ny avec tant de succés ny avec tant d'infaillibilité: aussi toutes ne sont pas conditionnées, ny n'ont pas les mémes proprietez, & les mémes avantages.

Ie n'aurois jamais fait si ie voulois dépeindre, & particulariser toutes les Maladies que ces Eaux effacent : Ie veux pourtant que les yeux me voyent, que les oreilles m'entendent, & dire par consequent que les surditez, & les inflammations des yeux rencontrent leur veritable cheute. Ie crois neantmoins d'avoir tout dit en ne disant pas toutes choses, puis que de ces Maladies que i'ay énoncées dependent beaucoup d'autres qui ne sont que des suites, & des pitoyables Enfans de ces mal-heureuses Meres.

Il faut encore que ie noye les Fievres intermittentes dans cette Source & que ie reprime leur feu par cette Eau, qu'on a si souvent experimentée qu'il vaut mieux se taire que d'en parler.

CHAPITRE VI.

De la Precaution necessaire pour prendre les Eaux.

CE n'est pas tout de venir à cette Fontaine & boire sans s'informer plus avant, la plus part du Monde & sur tout le menu Peuple, croit qu'il n'est pas necessaire d'y apporter plus grande ceremonie, ny plus grande Precaution. Si est-ce que plusieurs s'en sont mal trouvez, que si cela n'arrive pas à tous, ce n'est pas à dire qu'il ne faille se precautionner, & se mettre à couvert des accidens impreveus & preiudiciables.

Tous ceux qui s'exposent à vne gréle de Mousquetade, & au ravage d'vn Canon n'en meurent pas, ny n'en sont pas blessez, quoyque tous courent le méme danger & la méme fortune.

La Peste qui est vn mal inexorable, qui n'a égard au sexe ny à l'âge, & qui envenime l'air que nous respirons par vne qualité maligne & mortelle, ne met pas tout le Monde dans le tombeau, ny ne frappe pas châcun égalemenr : Les vns en meurent, les autres en guerissent, & il en est beaucoup qui n'en sont pas atteints. Si est-ce que tous respirent le méme air infecté & malin, mais tous n'ont pas les dispositions à recevoir cette malignité. Les vns y resistent entierement, les autres par vne nature puissante, & quelque fois bien secouëe souffrent, & n'en meurent pas : Mais plusieurs en sont si vivement touchez qu'il faut par necessité se rendre, & ceder au coup mortel de cét ennemy envoyé du Ciel, qui ne nous frappe jamais que pour tirer vengeance des crimes que les hommes ont commis contre leur Souverain. De méme tous ceux qui boivent de ces Eaux sans precaution n'en meurent pas ny n'en sont pas Malades, mais il en est qui en sont travaillez, & il arrive quelque fois que la Mort attrape celuy qui par ce remede croyoit d'attraper la santé, ce que i'ay veu tout fraischement à vne ieune Damoiselle, qui contre mon conseil beut de cette Eau sans y apporter aucun soin ny prendre aucune mesure.

Pour bien se precautionner, il faut se purger d'vn Medicament doux & sans violence, deux ou trois jours plustôt que de commencer à boire; C'est pourquoy on doit consulter les personnes d'intelligence, afin que le remede soit convenable au mal d'vn châcun & qu'on ne fasse rien que bien à propos, car toute sorte de purgation n'est pas propre à toute sorte de maux, & c'est ce qui distingue le Medecin d'avec le Charletan, celuy-cy n'agissant que par la seule experience, & celuy-là faisant marcher de concert l'experience & la raison.

Aprés la purgation si le Corps est remply de sang ieune & fougueux, on ne doit pas marchander la Saignée ny la laisser en arriere aux temperemens plus delicats, mais bien l'augmenter ou la diminuër selon la constitution des Corps, & le genre des Maladies ; Et de vray ce remede que plusieurs ont voulu croire dangereux poussez de ce dire commun qui tient du sophisme, que le sang est le thresor de la vie, est tres necessaire & tres important, & il est peu de Maladie où il ne doive estre versé, d'autant mieux que la masse du sang viciée est la Source de toutes nos incommoditez.

Pour moy ie tiens ce remede le premier de tous ceux que l'Art a inventé pourveu qu'il soit bien ménagé. Ie crois que mon sentiment sera ouvertement soûtenu de tous les Docteurs Parisiens, puis que ie l'ay puisé chez eux comme dans la Source, & dans l'Eschole la plus celebre, la plus sçavante, & la plus methodique du Monde. Aussi faut-il leur donner la vanité & l'avantage d'avoir mis en lumiere l'vsage frequent de la Saignée. Mais non pas sans fruit & sans admiration, puis que ceux-là mémes qui ont blanchy dans nostre Art sont contraints de l'embrasser & de la faire paroître plus souvent qu'à l'ordinaire. Ie ne dis pas cecy pour quelques Medecins particuliers, mais bien pour les Vniversitez entieres.

Aprés cette precaution necessaire l'on peut prendre les Eaux sans crainte, & comme leur action est douce, & qui

demande

demande du temps, on peut les boire vn Mois ou trois Semaines pour le moins pour en recevoir vn benefice ſenſible. Il eſt vray que ceux qui en ſont pluſtôt ſoulagez, que la nature tombe d'accord avec le remede, & que le mal prend la fuite aux premiers approches. Ceux là dis-je qui ſe ſentent ſi tôt gueris doivent meſurer le temps à l'arrivée de leur ſanté, & ne chercher pas leur gueriſon quand ils l'ont trouvée.

CHAPITRE VII.

Comment il faut prendre les Eaux & en quelle quantité.

CES Eaux ſe prennent le matin l'eſtomach eſtant vuide, ce n'eſt pas qu'il faille ſe precipiter ny ſuivre le ſentiment ou pluſtôt l'erreur de ceux qui les prennent avant le Soleil levé : Il eſt bon que cét Aſtre les ait vn peu touchées, & qu'il purifie l'air par ſes premiers rayons, l'heure veritable & la plus propre eſt entre cinq & ſix du matin. Il ſuffit d'en prendre douze ou quinze verres de ſix ou ſept onces châcun pour le premier jour en trois differentes fois, & les partager ſuivant le nombre ; Car pour ſupporter toute cette quantité tout d'vn coup il faudroit avoir vn eſtomach extraordinaire & hors du commun, que ſi elles operent bien de cette façon on doit s'en tenir là ſans augmenter ny diminuër la doſe, ou ſi par hazard elles eſtoient trop pareſſeuſes, & qu'elles ne fourniſſent pas vne operation ny aſſez ſoulageante ny aſſez copieuſe on peut augmenter d'vn verre par priſe & au delà s'il eſt neceſſaire, & ſe contenter dans la quantité qui eſt la plus loüable & la mieux proportionnée à noſtre ſoulagement.

Ie ne dis pas absolument que châcun doive commencer par douze ou quinze verres, il faut avoir égard aux Enfans, & à ces habitudes minces & delicates que les Maladies ou la nature méme ont affoiblies & mises en vn piteux estat. On doit les faire commencer & finir selon leur portée & n'accabler pas tout d'vn coup ce qui est desia assez abbatu.

Prenez bien garde de ne commettre pas la faute où l'on tombe ordinairement, qui est qu'aprés les quatre ou cinq premiers plus ou moins, d'attendre vne heure, & quelque fois d'avantage de prendre les autres quatre ou cinq suivans. C'est vne methode & vn conseil que vous devez fuir au lieu de le suivre, vne coûtume mal digerée, & vne consultation mal entenduë; On doit vn demy quart d'heure aprés la premiere prise, & plustôt si l'estomach n'est point chargé ny appesanty, courir à la seconde, & de celle-cy à la troisiéme, dans le méme intervalle, & dans la méme condition.

Ie sçay bien que cette ancienne façon de faire avoit pris naissance de l'Operation des Eaux, & qu'on croyoit qu'il falloit attendre que la premiere prise eût operé pour se charger d'vne seconde: Mais on ne consideroit pas que ces Eaux ne purgent que par irritation, & qu'il faut par vne suite necessaire que la quantité facilite leur action: Que si l'estomach pouvoit les supporter toutes à la fois sans s'incommoder il faudroit le faire. Mais parce qu'il n'est point de Corps si leger qui dans vne quantité ne forme vne pesenteur, puis que l'air méme grossier nous appesentit & nous assomme, il est vtile & de bon sens d'éviter en cette rencontre tout ce qui nous peut nuire, s'il est vray que nous cherchons en cecy tout ce qui nous est profitable & soulageant.

Il est iuste dans l'intervalle de l'vne à l'autre prise de donner quelque action à cette Eau par quelque legere promenade, non pas par des exercices violens, qui poussans la chaleur de nos Corps au delà de ses iustes limites luy suscitent vn ennemy au lieu d'vn soûtien & d'vne ayde.

La derniere promenade, c'est à dire celle qu'on fait aprés la troisiéme ou derniere prise, doit estre d'vn temps limité & proportionné à l'évacuation des Eaux, & dez qu'on se sent soulagé, & qu'on a rendu ce qu'on a pris, ou par les vrines, ou par les selles qui sont moins frequentes, on peut se retirer, & prendre vn boüillon rafraichissant de Veau ou de Poulet, attendant l'heure du disner, qui doit estre entre dix & onze pour les paresseux, & vn peu plustôt pour les diligents.

Il est à remarquer que si quelqu'vn ne reçoit pas au troisiéme ou quatriéme jour pour le plus tard le benefice qu'il pretend, & que ces Eaux demeurent sans action, qu'il y a du malentendu, que les voyes sans doute n'ont pas esté preparées, ou bien qu'elles l'ont esté trop à l'avance, si bien qu'il doit se purger, & il verra que l'evacuation suivra son attente & contentera son desir.

Il n'est rien de si doux ny d'vn conseil mieux raisonné dans l'vsage de ces Eaux que de prendre de trois en trois jours à quatre heures du soir vn lavement rafraichissant & detersif. Par ce moyen on se dégage de toutes les impuretez qui pourroient croupir dans les intestins, & l'on facilite leur action, par des avantages qui ne sont pas petits.

Il faut les boire sur le lieu, car leur force se perd aisement si peu qu'elles soient portées, parce que la legere teinture qu'elles ont, & la subtilité de leurs Esprits s'évanoüissent aussi legerement qu'elles sont legeres.

CHAPITRE VIII.

Du Regime de vie, & de la conduite propre à passer le reste du iour.

LE Regime doit estre moderé & de bon suc, & quoy que les Eaux excitent l'appetit, il faut retrancher quelque peu de ce desir pour tenir les choses dans vne juste mesure, & dans l'ordre de santé. De maniere que les viandes doivent estre choisies, pures, & non mélangées comme on fait ordinairement aux ragouts qu'on assaisonne par de picans, acres, & cuisans qui portent en eux-mémes vne chaleur si evidente qu'ils ne sont pas plustôt dans la bouche qu'ils la mettent toute en feu. Ces sauces poivrées, ces fruits échauffans, & ces boüillons si fort consommez sont des mets qu'il faut mépriser comme les plus dangereux Nourrissans de nostre vie.

C'est icy qu'vn Gourmand ne trouve pas son compte, car à moins qu'vne poivrade le mette en goust que les Artichaux, les Truffes, & les Pistaches aiguisent son appetit, il ne sçauroit se mettre à table croyant sa peine perduë & sa nourriture invtile.

La moderation du vivre fait nostre santé, de méme que l'excez nos Maladies. Si bien qu'aprés avoir pris vn boüillon au sortir des Eaux on doit disner moderement, & ne s'egorger pas de viande, dont les meilleures & les plus rafraichissantes, comme Mouton, Poulet & Veau doivent estre les plus recherchées, puis qu'elles sont les plus convenables, & les mieux faisantes.

Sur

Sur les deux ou trois heures du disner on peut manger vn morceau & boire là dessus, sur tout ceux qui ont le foye chaud & l'estomach ample pour leur donner toûjours quelque legere occupation, & les empécher de ne s'alterer pas, soupper en suite legerement c'est estre raisonnable, car on n'embarrace point la Nature, qui troublée & empéchée d'vn grand fardeau de viande pourroit amoindrir l'action des Eaux qu'on doit prendre le lendemain.

Le vin & les fruits demandent la sobrieté, c'est à dire qu'il ne faut pas manger trop de ceux-cy ny cruds, ny cuits, ny boire trop de celuy-là : Ce n'est pas que ie les bannisse entierement, mais leur quantité pourroit estre nuisible, & la mediocrité ne sçauroit apporter du prejudice.

On peut boire de l'Eau de la Fontaine dans les repas, & ceux à qui elle ne fait pas vne evacuation trop grande doivent le faire sans consulter. Il n'est que l'Eau à la glace de la derniere froideur que ie tiens vn peu suspecte, car comme c'est le propre d'vn grand froid de reserrer, par vne suite necessaire elle constipe, & n'est point diuretique qui sont deux qualitez à vaincre, & par consequent deux ennemys qu'on a sur les bras, & qu'il ne tient qu'à nous de vaincre.

Le temps vuide, ou pour mieux dire celuy qu'on passe hors de la table & du lict doit estre concerté, & tenir plustôt de la feneantise que d'vn trop grand attachement au travail. Il faut chercher les occasions de plaisir non pas de chagrin, les Ieux & les cercles y tiennent le haut bout, mais les vns ny les autres ne doivent pas estre trop attachans ; Car la trop grande contention d'Esprit excite vn feu, qui couve & qui ne cede pas dans son incendie à celuy qu'on prend dans les exercices violens & penibles.

Le Serain & le Soleil sont deux choses évitables, & le sommeil du jour ne doit estre que petit quand on peut s'en empécher, puis que dans la santé méme on le condamne, il vaut mieux se coucher à bonne heure, & ne renverser pas l'ordre que la Nature a prescrit pour le repos, si l'on ne pretend se procurer vn prejudice notable.

CHAPITRE IX.

Du divertissement qu'on doit prendre.

LA Ioye & la Tristesse sont deux Passions contraires, celle-là rend les Esprits agissans, celle-cy les assoupit & les assomme, celle-là conserve la santé, & celle-cy cause nos Maladies : Si peu qu'elle s'empare de nous, elle nous inquiete, nous chagrine, & fait bien-tost parroistre sur nostre visage les marques d'vne Ame mécontente, & d'vn Corps affessé & pesant.

Il est vray que ce profond attachement que nous avons pour les sujets qui nous affligent rend nos Esprits immobiles & arrestez. Toutes les Fonctions sont troublées & interdites, il faut enfin que le Corps souffre aussi-bien que l'Ame, & que de sain il devienne Malade.

Ce n'est pas vn petit remede ny d'vne foible consideration à vn Medecin de faire embrasser à son Malade les affections de l'Ame qui luy sont propres, & le porter au rebut & à l'aversion de celles qui luy sont iniurieuses, entre lesquelles la Tristesse est toûjours deffenduë; Car à moins qu'vn excez de Ioye soit prest à nous oster la vie, elle ne sçauroit trouver place dans le moindre de nos conseils, encore ne disons-nous jamais devenez Triste, mais seulement moderez vostre Ioye.

Les Ames mortifiées qui se privent de tous les plaisirs du Monde pour le Ciel, doivent avoir vne Ioye interieure, non pas vne Tristesse melancholique & affligeante, abandonnans avec Ioye ce que nous appellons plaisirs, & embrassans nos tristesses comme de souverains biens & de veritables delices.

Ie conseille donc à tous ceux qui prennent les Eaux de se tenir joyeux, la commodité en est tres belle, puis que c'est là vn accours & vn rendevous de quantité d'honnestes Gens que les Maladies n'empéchent pas de se divertir dans toute sorte de bienseance. Les Hommes y rencontrent des Femmes d'esprit & de vertu que le mal n'a pas si fort détruites, qu'elles n'aint encore des charmes sur leur visage capables d'obliger vn châcun à les estimer beaucoup. Les Femmes ont le méme avantage, elles trouvent où s'entretenir vne & deux heures du jour dans des conversations honnestes & profitables. Les Bals y sont communs, les Promenades frequentes & belles, & le plus souvent l'vsage des Eaux n'empéche *pas* qu'vn feu secret ne surprenne le Cœur, & que la force d'vn regard ne fasse des Vaincus raisonnables, ie dis raisonnables: Car on ne voit pas naître dans ces lieux des inclinations qui ne soient honnestes & bienseantes. Toutes les autres sont criminelles & prejudiciables autant au Corps qu'à l'Ame. Aussi le plus doux partage de l'Homme, & son heritage le plus avantageux naissent de la crainte de Dieu, qui vit sans elle est indigne du jour, & cette sorte de vie est bien moins supportable que la Mort méme.

FIN.

www.ingramcontent.com/pod-product-compliance
Lightning Source LLC
LaVergne TN
LVHW052021160826
845678LV00003B/1152

* 9 7 8 2 3 2 9 6 4 9 3 5 1 *